Bibliographic information published by the German National Library:

The German National Library lists this publication in the National Bibliography; detailed bibliographic data are available on the Internet at http://dnb.dnb.de .

Imprint:

Print and binding: Books on Demand GmbH, Norderstedt Germany
ISBN: 9783668873223

This book at GRIN:

https://www.grin.com/document/451707

Osmar David Parrado, Silvina Pérez

Endometriosis. Desequilibrio hormonal e impacto y problemática social

GRIN Verlag

2018

Instituto de formación técnica superior N°10
Técnico Superior en Análisis Clínicos

Endometriosis: Desequilibrio hormonal e impacto y problemática social

Epidemiología

Autor: Osmar Parrado

25/11/2018

Dedicatoria.

Este trabajo esta dedicado principalmente a todas las mujeres que padecen la enfermedad, brindándoles todo mi apoyo y mis mejores deseos de que muy pronto puedan gozar de buena salud, así también a los promotores de la salud en cuanto a la información y divulgación de la enfermedad y la compañía que brindan a las afectadas de endometriosis, así también a todos los profesionales de la salud que tratan esta enfermedad, e investigadores que día a día brindan su mayor esfuerzo con tal fin de beneficiar y llevar esperanza a todas las personas que padecen esta enfermedad.

Agradecimientos.

A mi madre, razón por la cual me
llevo a investigar y conocer más
el desarrollo de este trabajo.

Abstract

The study carried out in this research work of the disease "Endometriosis" basically covers the causes and effects in the hormonal imbalance, the complexity of the increase in the concentration of estrogens, and the consequences that are manifested by such event, where analyzes the biochemical properties of natural antioxidants that can block and regress the proliferation of endometrial tumors, where it seeks to provide improvements by interacting with the treatments carried out on the patient, as well as being an alternative treatment so that it can have greater coverage in the women affected by the disease. It also provides a statistical inference with a number of people older than or equal to 15 years of age of female sex, seeking as results the estimation of descriptive methods and analytical methods.

Abstracto

El estudio realizado en este trabajo de investigación de la enfermedad de ¨Endometriosis¨ abarca básicamente las causas y efectos en el desequilibrio hormonal, la complejidad del aumento de la concentración de los estrógenos, y las consecuencias que se manifiestan por tal suceso, donde también se analiza las propiedades bioquímicas de antioxidantes naturales que puedan bloquear y retroceder la proliferación de los tumores endometriosos, donde se busca brindar mejoras al interactuar con los tratamiento llevado a cabo al paciente, así también pudiendo ser un tratamiento alternativo para que pueda tener mayor alcance en las mujeres afectadas por la enfermedad. También brinda una inferencia estadística con una cantidad de personas mayores o iguales a 15 años de edad de sexo femenino, buscando como resultados la estimación de métodos descriptivos y métodos analíticos.

Índice

Introducción

La Endometriosis en una enfermedad con etiología desconocida pero una sintomatología muy aguda en cuanto a lo que siente el paciente afectado, generalmente la padecen mujeres en edad fértil, tiene un gran impacto en la problemática social de este genero ya que dificulta todas sus sensaciones físicas sociales y morales.

Es producida por una acción retrograda durante la menstruación, esto quiere decir que, durante la culminación del ciclo menstrual, párete de la menstruación regresa al útero y sale por las trompas de Falopio lo, este tejido endometrial ectópico, cumple como cada mes micro sangrados, la sangre al no tener por donde salir infecta y produce dolores muy fuertes cada ciclo menstrual, provocando tejido tumoral benigno, de ahí el nombre enfermedad tumoral crónica estrógeno dependiente.

Los estrógenos ocupan un papel importante si es que ocurre un desequilibrio hormonal, dando como resultado el origen del tejido tumoral, llamados focos endometriosos, esta desregularización implica en la formación de nuevos focos en diferentes zonas, alrededor del útero produciendo. La enfermedad no tiene cura, existen tratamientos hormonales, cirugías, tratamientos con anticonceptivos, estos tratamientos pueden ser muy costosos, impidiendo a muchas mujeres poder inicial el tratamiento para eliminar el dolor.

El diagnostico debe ser preciso y debe ser llevado a cabo por un profesional muy experimentado ya que muchas veces al no estar capacitado o preparado el profesional que atiende al paciente cometa un mal diagnostico y la enfermedad puede seguir avanzando sin poder ser identificada, comienza a manifestarse años después del inicio de la enfermedad. L enfermedad puede producir infertilidad en muchos caso y puede llevar en casos extremos a la muerte.

A la problemática social, se busca la concientización, mediante campañas, divulgación de la enfermedad buscando disminuir el numero de casos sin tratar, brindando información y ayuda psicosocial y física a muchas mujeres que sufren endometriosis dando a conocer también la problemática a personas no expuestas a la enfermedad, buscando disminuir la prevalencia de esta.

Existen también terapia alternativa que dio muy buenos resultados que es estudiado por muchos científicos extranjeros como también científicos en nuestro País, con el fin de poder brindar científicamente tratamientos naturales que impidan el dolor desarrollo de la enfermedad y que puedan erradicar los focos endometriosos, que hasta ahora no hay fármaco alguno que pueda cumplir esa función, todo esto con el fin de hacer accesible a todo tipo de personas de distinta clase social que padezcan la enfermedad y que puedan volver a tener una buena calidad de vida y gozar el bien que toda persona merece vivir con buena salud social física y moral.

La endometriosis

¿Qué es la endometriosis?

La endometriosis es una enfermedad misteriosa que afecta a las mujeres en la edad reproductiva. El nombre proviene de la palabra endometrio "el tejido que cubre la parte interior del útero" y que crece todos los meses para recibir un embarazo. Si éste no se produce se elimina por la vagina con la menstruación. A todas las mujeres un poco de la menstruación cae dentro de la cavidad abdominal a través de las trompas. El organismo tiene sus mecanismos de defensa que neutralizan esas células endometriales que caen en el abdomen. En algunas mujeres, por causas desconocidas, esos mecanismos fallan y las células endometriales se implantan fuera del útero, constituyendo la endometriosis.

Se denomina, entonces, endometriosis a la presencia de endometrio fuera de la cavidad uterina. Puede presentarse en forma de implante, nódulo o quiste (colección de líquido). La endometriosis puede provocar dolor, infertilidad y otros problemas.

Las lesiones de endometriosis pueden encontrarse en la pelvis, afectando a los ovarios, trompas, los ligamentos que sostienen al útero, el área entre la vagina y el recto, la parte exterior del útero y el revestimiento de la cavidad pélvica (peritoneo). En algunas ocasiones, la endometriosis puede localizarse en cicatrices quirúrgicas, los intestinos o el recto, la vejiga, la vagina, la vulva, el cuello del útero etc. Con menos frecuencia puede ubicarse fuera del abdomen como en el pulmón o la nariz. (ver figura 1)

La endometriosis es una enfermedad benigna. Los casos de malignización son muy poco frecuentes. Los implantes de endometrio responden a las hormonas femeninas
y producen microsangrados con la menstruación en el lugar en que están ubicados, produciendo inflamación, dolores y posteriormente cicatrices que adhieren los órganos entre sí, alterando la anatomía normal de la pelvis y su función reproductiva. [1]

---

[1] http://www.saendometriosis.com.ar/saendometriosis_endometriosis.html

Ciclo sexual de la mujer

El siclo sexual de la mujer tiene como duración aproximadamente 28 días, aunque se admite duraciones normales entre 26 a 28 días, está controlado por hormonas.

- Hormonas segregadoras provenientes de la hipófisis, donde estas actúan sobre el ovario estimulando para que produzca sus hormonas.
- Hormonas producidas por el ovario. (ver imagen)

La hipófisis segrega la hormona folículo-estimulante (FSH) que estimula en el ovario el desarrollo del folículo.

El folículo ovárico segrega la hormona foliculina que estimula la reconstrucción de la pared interior del útero destruida por la menstruación.

La hipófisis segrega también la hormona luteinizante (LH) que provoca la ruptura del folículo maduro (ovulación) y la formación del cuerpo amarillo.

El cuerpo amarillo segrega la hormona progesterona que prepara la pared del útero, aumentando su espesor y formando vasos sanguíneos, para que pueda recibir al huevo, en el caso que se haya producido la fecundación.

Desde el punto de vista didáctico el ciclo puede condensarse en dos fases;

1ra. fase: Desde el comienzo de la transformación del ovocito hasta la ovulación.

2da. fase: Desde la ovulación hasta la menstruación.

1ra. fase: Desde el comienzo de la transformación del ovocito hasta la ovulación

Cuando concluye la menstruación de un ciclo, comienza el siguiente con transformaciones simultaneas en el ovario y útero.

En el ovario, alrededor de un ovocito, se forma una envoltura que es espesa progresivamente dando lugar a la llamada folículo.

el folículo segrega la hormona foliculina que tiene bajo su control la primera fase del ciclo sexual (ver figura 2)

La foliculina provoca el aumento del espesor de la mucosa uterina o endometrio, que es penetrada por gran cantidad de vasos sanguíneos y glandulares (ver figura 2-a)

El folículo puede medir 1mm de diámetro y contiene líquido.

A medida que el folículo crece, lo hace también en su interior el ovocito.

El decimocuarto día del ciclo ovárico el folículo se rompe y se desprende un ovocito de segundo orden (Ovocito II).

A este fenómeno se lo conoce como ovulación o puesta ovular.

El ovocito es atraído o aspirado por la trompa del útero, llamada también oviducto o trompa de Falopio.

2da. fase: Desde la ovulación hasta la menstruación.

Después de la ovulación el folículo se transforma en cuerpo amarillo o cuerpo lúteo.

El cuerpo amarillo segrega la hormona llamada progesterona que actúa también sobre la mucosa uterina y la prepara para recibir al ovulo fecundado.

En síntesis, durante el ciclo ovárico, el ovario segrega dos hormonas, la colocolina y la progesterona que estimulan el crecimiento de la pared mucosa (Endometrio) del útero.

Si el ovocito o es fecundado, muere a los dos días, El cuerpo amarillo se atrofia progresivamente y la producción de progesterona disminuye hasta cesar el decimocuarto día después de la ovulación.

Al no recibir más estimulo de la progesterona, la mucosa del útero se desintegra. La abertura de los vasos sanguíneos, que han crecido y desarrollado en el espesor de la mucosa (Endometrio), provoca una hemorragia.

La hemorragia se produce regularmente cada 28 días, por eso se la denomina reglas; pero menstruación, niño de reglas, viene de la palabra mes.

Algunos autores dividen el ciclo menstrual en tres etapas:

1er. Dia. comienzo de la hemorragia de las reglas.

14 Dia. Ovulación.

28 Dia. Comienzo de una nueva hemorragia. [2]

---

[2] Biología 3 tercer año ciclo básico unificado; Pedro Zarur Unidad Editorial PLUSULTRA, 2 pag. 272-274

Endometrio

El endometrio humano se encuentra constituido por un compartimento epitelial, uno estromal y otro vascular con la existencia, además, de una población de células inmunes residentes. Todo ello se encuentra situado en dos regiones denominadas funcionalis y basalis (ver figura...). La primera se transforma y regenera cada mes, mientras que la basalis permanece y constituye la base para regenerar cíclicamente el endometrio.
Es rico en tejido conjuntivo y está altamente vascularizado. Su función es la de alojar al cigoto o blastocito después de la fecundación, permitiendo su implantación. Es el lugar donde se desarrolla la placenta y presenta alteraciones cíclicas en sus glándulas y vasos sanguíneos durante el ciclo menstrual en preparación para la implantación del embrión humano. (ver figura 4)

Estrógenos

Los estrógenos son responsables de la formación de los caracteres sexuales secundarios femeninos. Son esteroides con un anillo, que contiene 3 enlaces insaturados dobles.

Se conocen 30 estrógenos, que en la actividad del laboratorio clínico se determinan solo tres: Estradiol (E2), Estrona (E1), Estrol (E3), El estriol es un metabolito del del estradiol y se utiliza para evaluar la función fetoplacentaria.

Durante la fase folicular del ciclo menstrual, la secreción ovárica de estrógenos es igual a un tercio de la producción total. l ovario secreta casi todo E2, mientras que E1 se forma a partir de la conversión periférica de D4 y del metabolismo de E2. Durante la posmenopausia, se observa una atrofia de los ovarios y todos los estrógenos derivan de la conversión periférica de la D4 producida por las glándulas suprarrenales. Durante la premenopausia, E2 es el más abundante entre todos los estrógenos.
Los estrógenos se metabolizan de manera principal en el hígado, en donde se conjugan y excretan (como sulfatos y glucuronatos) en la bilis y luego se hidroliza en el intestino y se reabsorbe en la circulación periférica.

El estradiol es el estrógeno más potente en el suero, se observan concentraciones de estradiol < 50 pg./ mL en la fase preovulatoria y alcanza un pico de 150 - 500 pg./ mL un día antes o después del pico de LH. Después del pico de LH, los niveles de estradiol precipitan hasta valores parecidos a los de la fase preovulatoria, y después, durante la fase lútea, aumentan a valores de 100 - 200 pg./ mL.

Durante la menopausia, las concentraciones de E2 disminuyen un 15% con respecto a los valores del periodo anterior y la estrona (E1), precedente de la periferie de D4 suprarrenal, se convierte en el estrógeno más abundante. Los estrógenos se utilizan para la evaluación y el diagnostico de hiperestrogenismo. A los fines de evaluar el hipogonadismo (hipogonadotropismo, hipergonadotropismo) es apropiado determinar estrógenos FSH y LH, según el contexto al cual nos encontremos, En caso de tumores secretores de la teca y de la granulosa, en las mujeres se observa una producción excesiva de estrógenos.
Los pacientes con tumores de las células de Leydig presentan características sexuales secundarias femeninas y niveles séricos de estrógenos elevados.[3]

Progesterona

En las mujeres de edad fértil, la progesterona se produce de modo principal en el cuerpo lúteo y, en parte, es responsable de los cambios cíclicos del endometrio, que son necesarios para la implantación y el crecimiento del feto. Con anterioridad el aumento del pico de mitad del ciclo de las gonadotrofinas, los niveles de progesterona aumentan de forma rápida y alcanza las concentraciones máximas a mitad de la fase lútea, y luego baja a niveles apenas determinables, justo antes de la menstruación. Grandes cantidades de progesterona ejercen una retroalimentación negativa en la secreción de gonadotrofinas. Sin embargo, la progesterona no es elemento principal del sistema de retroalimentación negativa de los esteroides ováricos.

La producción de progesterona por parte del cuerpo lúteo puede evaluarse de modo indirecto mediante la determinación de la temperatura corporal. Durante la fase lútea se observa un aumento de la temperatura de 0,5 grados; dicho aumento permanece 10 -12 días (parte hipertérmica de la fase lútea) y es paralelo al aumento de las concentraciones de progesterona.
La función del cuerpo lúteo se evalúa midiendo las concentraciones séricas de progesterona, cuyo aumento en los días 21 - 22 del ciclo indica la ovulación.[4]

[3] Biología 3 tercer año ciclo básico unificado; Pedro Zarur Unidad Editorial PLUSULTRA, 2 pag. 272-274

Etiología de la Endometriosis

Teorías de la causa de la endometriosis

La causa de la endometriosis es desconocida. Varias teorías han sido estudiadas, pero ninguna explica todos los casos. La de más valor es la de la menstruación retrógrada hacia la pelvis a través de las trompas uterinas, implantándose y creciendo en la cavidad abdominal. (ver figura 5) Como este reflujo lo tienen todas las mujeres y sólo entre el 10 al 15% padecen la enfermedad, se cree que debe haber alteraciones del sistema inmune (de las células defensivas del organismo) que producen fallas en los mecanismos de destrucción de este tejido extraño, permitiendo el desarrollo de la enfermedad. Estas células localizadas fuera del útero se comportan como si estuvieran en el útero, y producen micromenstruaciones todos los meses. Éstas producen inflamación y dolor, y pequeñas zonas de cicatrización, que van adhiriendo los órganos pelvianos entre si produciendo, en consecuencia, alteraciones de la anatomía pelviana y compromiso de la fertilidad.

El dolor pelviano, puede estar relacionado con el período menstrual o puede ser crónico. Las lesiones endometriósicas producen sustancias químicas que aumentan la sensibilidad al dolor. El dolor, además, puede ocurrir por la presión sobre nervios pelvianos – sobre todo en ciertas ubicaciones con alto contenido de fibras nerviosas (como los ligamentos úterosacros que sostienen al útero por detrás). Hoy en día se sabe, además, que hay formación de nuevas fibras nerviosas por parte del tejido endometriósico, lo cual explicaría la mayor sensibilidad de estas pacientes.[5]

Cuando se implanta sobre el ovario, además de posibilitar adherencias del mismo a otros órganos pelvianos, puede generar la formación de quistes en su interior que, por el aspecto de su contenido de sangre oscurecida, se denominan "achocolatados".

---

[4] Medicina de laboratorio fundamentos y aplicaciones en diagnósticos Antonozzi y Gulletta. Editorial; Médica Panamericana Cap. 14 pag. 353

[5] http://www.saendometriosis.com.ar/saendometriosis_teorias.html

Desequilibrio hormonal

Tanto el estrógeno como la progesterona deben llevar un equilibrio en su síntesis para lograr la homeostasis necesaria para un organismo con función normal y por lo tanto saludable.

Cuando una de estas proporciona una mayor síntesis ya sea por un trastorno metabólico o funcional se pueda observar un desequilibrio hormonal. Tal es el caso en la endometriosis, con una alta producción de estrógenos durante cada periodo menstrual puede incrementar el riesgo de producir nuevos focos endometriales alrededor de la zona ya afectada.

Esto puede suceder por algunos factores donde se los podría llamar "factores de riesgo" a un estilo de vida desequilibrado, una ingesta de alimentos hipercalóricos ricos en azucares, grasas que acidifican el organismo también producen la secreción de Cortisol la hormona del estrés, esto puede producir también un alto aumento de glucosa en sangre y la ingesta abundante de alimentos grasos proporciona la actividad de las "Aromatasas", esta enzima es responsable de la biosíntesis de los estrógenos por medio del colesterol.

La endometriosis es una patología tumoral benigna inflamatoria estrógeno dependiente, altos niveles de estrógeno favorecen su actividad y proliferación. Produciendo también por los microsangrados la acumulación y proliferación de focos endometrios, este desequilibrio hormonal toma un papel importante en muchas patologías una de ellas es la endometriosis entre otras.

Tanto las leyes físicas como químicas cumplen una función exacta buscando un equilibrio en sus propiedades naturales, de igual manera tiene el mismo comportamiento nuestro organismo, se debe tratar de buscar el equilibrio homeostático mediante un estilo de vida saludable ya sea la alimentación el ejercicio el buen descanso etc. En los capítulos siguientes se tratará este tema.

Los Tumores; tumor benigno, "enfermedad benigna inflamatoria estrógeno dependiente y multifactorial"

Generalmente, los tumores ocurren cuando las células se dividen y se multiplican excesivamente en el cuerpo. Normalmente, el cuerpo controla la división y el crecimiento de las células. Se crean nuevas células para reemplazar a las viejas o para desempeñar nuevas funciones. Las células que están dañadas o que ya no se necesitan mueren para dar paso a las células de reemplazo sanas.

Si se altera el equilibrio de división y muerte celular, se puede formar un tumor.

Clasificación de los tumores

Un tumor está definido como una alteración de los tejidos que produce un aumento en volumen, donde se forma parte de los elementos clásicos de un proceso inflamatorio (tumor, dolor, calor, rubor). Al pasar los años esta definición fue restringiéndose a la amasa o bulto que se debe a un aumento en el número de células que lo componen, por lo que actualmente se la asocia a procesos relacionados al cáncer. No obstante, en esta definición se asocia a dos tipos de tumores benignos y malignos.

Esta diferencia la podemos relacionar en la (ver tabla 1).

Los tumores benignos

Son de crecimiento lento, no se propagan a otros tejidos adyacentes, no hacen metástasis y rara vez reaparecen al ser extirpados. Las células de los tumores benignos permanecen juntas y a menudo se rodean por una membrana de contenido o capsula; además, estos tumores generalmente no constituyen una amenaza para la vida, se pueden extirpara y en la mayoría de los casos, no reaparecen.

Los tumores malignos

Son de crecimiento rápido, descontrolado e independiente del tejido donde comenzó el crecimiento. Se propagan a otros tejidos, dando lugar a metástasis diseminadas por el organismo y reaparecen con frecuencia al ser extirpados, lo que provoca la muerte del individuo en un periodo de tiempo variable si no se somete a tratamiento.

Angiogénesis en el Endometrio

Hay tres estados cruciales en los que se produce angiogénesis en el endometrio: durante la menstruación para la reparación del lecho vascular, durante el rápido crecimiento endometrial en la fase proliferativa y durante la fase secretora cuando las arterias espirales muestran un crecimiento significativo. La reparación postmenstrual se produce en la zona superficial de la capa basal. El crecimiento vascular de la fase proliferativa sucede en la capa funcional en la cual, bajo la influencia de los estrógenos, el endometrio cuatriplica su grosor. El crecimiento de las arteriolas espirales ocurre en la capa funcional, mientras que el plexo capilar está abastecido por las arteriolas justo por debajo de la superficie del epitelio luminar. La angiogénesis en el endometrio humano no ocurre por la vía clásica que consiste en la migración y proliferación de células endoteliales, rotura de la lámina basal y fusión de brotes endoteliales, sino que se produce por los mecanismos no clásicos de intususpección (crecimiento por adición de tabiques celulares dentro de vasos establecidos) y elongación. En ambos casos, el vaso no se agrieta de forma que el flujo sanguíneo no se interrumpe. El mecanismo de elongación es dominante durante la fase proliferativa, mientras que la intususception es el proceso principal durante la fase secretora temprana y media. La angiogénesis está regulada por muchos factores como el Óxido Nítrico (ON), las metaloproteasas de la matriz (MMPs) y factores de crecimiento, donde se incluye el FGF, el FGE y el que juega el papel más importante en la angiogénesis, el VEGF. La expresión del VEGF endometrial ha sido descrita durante el ciclo menstrual. El origen de la inmensa mayoría del VEGF endometrial es glandular, se secreta apicalmente y es improbable que tenga una función angiogénica en el endometrio humano. Algunos estudios relacionan la expresión del VEGF en el endometrio humano con marcadores conocidos de angiogénesis y con la proliferación de células endoteliales. Se ha visto que, durante la fase proliferativa, la proporción de capilares que expresan VEGFR-2 es mucho más alta que en la fase secretora. Parece evidente que la angiogénesis se activa de forma significativa durante la fase proliferativa del ciclo menstrual. El origen de la angiogénesis endometrial (mediante intussusception o elongación) proviene de células de dentro del torrente vascular (figura 1-7). En soporte a esta hipótesis está la demostración de que algunos leucocitos circulantes, como los neutrófilos, expresan constitutivamente VEGF en gránulos específicos que son liberados cuando estas células se activan. Es posible que el VEGF observado en el endometrio humano esté localizado en los leucocitos intravasculares, los cuales tienen un papel importante en la angiogénesis al secretar VEGF directamente a las células endoteliales intravasculares, lo que induce la angiogénesis endometrial.[19] *[Gargett CE & Rogers, PAW. Human endometrial angiogenesis. Reproduction 2001;121; 181186.]*

Metástasis y el efecto de mayor gravedad

Se ha estimado que alrededor de **85% de la mortalidad** por cáncer se produce por metástasis. El cáncer en general se disemina por vasos linfáticos o sanguíneos. Las metástasis son un proceso complejo, y queda por deducir su base molecular. En la **figura**

55-14 un esquema modificado de las metástasis. El evento más temprano es el desprendimiento de células tumorales desde el tumor primario. Las células pueden tener acceso entonces a la circulación (o a linfáticos), proceso que se denomina intravasacion. Una vez en la circulación, tienden a detenerse en el lecho capilar pequeño más cercano. En ese sitio, se extravasan y migran a través de la matriz extracelular (ECM) vecina, antes de encontrar un sitio para establecerse. A partir de entonces, si sobreviven a los mecanismos de defensa del huésped, crecen a tasas variables. Para asegurar el crecimiento, necesitan **suficiente riego sanguíneo**, como se comentó. Las moléculas sobre superficies celulares involucradas en la adhesión celular se llaman moléculas de adhesión celular (CAM) (**cuadro 55-12**). Esto puede causar reorganización estructural de receptores y otras moléculas, lo que tal vez predispone a la diseminación de células cancerosas. Una propiedad importante de muchas células cancerosas es que pueden liberar diversas **proteinasas** hacia la matriz extracelular (ECM). Se han creado inhibidores de estas enzimas, pero hasta ahora estos no han tenido éxito clínico alguno. Un factor que permite movimiento aumentado de células cancerosas es la transición mesenquimatosa epitelial. Este es un cambio de la morfología y la función celulares desde tipo epitelial hacia tipo mesenquimatoso, tal vez inducido por factores de crecimiento. El tipo mesenquimatoso tiene más filamentos de actina, lo que permite movimiento aumentado, una propiedad esencial de las células que metastatizan. Además, la ECM contiene diversos **factores de crecimiento** que pueden influir sobre la conducta del tumor, durante su desplazamiento por el organismo, las células tumorales quedan expuestas a diversas células del **sistema inmunitario** (como células T, células NK y macrófagos) y deben tener la capacidad de sobrevivir a la exposición a ellas. Algunas de estas células de vigilancia secretan diversas quimosinas, proteínas pequeñas que pueden atraer diversas células, como leucocitos, lo que a veces causa una respuesta inflamatoria a las células tumorales. Se ha estimado que solo alrededor de 1:10000 células pueden tener la capacidad genética para colonizar exitosamente. Ciertas células tumorales muestran predilección a **metastatizar hacia órganos específicos** (p. ej., las células prostáticas hacia hueso); moléculas de superficie celular especificas quizá estén involucradas en este tropismo. En el **cuadro 55-13** se resumen algunos puntos importantes respecto a las metástasis.

Tumor benigno "enfermedad benigna inflamatoria estrógeno dependiente"

Una posible causa es un proceso llamado "menstruación retrógrada" (ver figura 5). Se produce cuando la sangre menstrual fluye hacia atrás a través de las trompas de Falopio, hacia la pelvis en lugar de fuera del cuerpo. Luego este tejido uterino permanece en la pelvis y crece[6]. Otra posible causa es **heredar un gen que aumenta el riesgo de endometriosis**[7]. Las mujeres son más propensas a presentar endometriosis si tienen:

- Una madre, hermana o hija con ella.
- Una condición que impide un normal flujo menstrual.
- Los ciclos menstruales de menos de 27 días con el f lujo que dura más de 8 días.

Las mujeres que nunca han dado a luz también están en mayor riesgo. Asimismo, al igual que las metástasis tumorales, las células endometriales pueden viajar por el torrente sanguíneo y depositarse en sitios menos frecuentes como los pulmones, la pleura, el apéndice, el recto, los intestinos, el cérvix y la vagina[8]. Se dice entonces que la endometriosis es una enfermedad benigna inflamatoria estrógeno-dependiente y multifactorial.

Diferencias y similitudes entre Cáncer de endometrio y Endometriosis

La endometriosis y el cáncer de endometrio son enfermedades muy diferentes.
Como se mencionó anterior mente en cuanto a la etiología de la endometriosis y una enfermedad tumoral benigna y estrógeno dependiente, al ser benigna es una enfermedad crónica afecta algunas partes del organismo como los ovarios, los intestinos el estómago, el pulmón, en algunas ocasiones la nariz, se implanta el tejido endometrial creando nuevos focos, es estas zonas no produce metástasis y es una enfermedad ectópica esto quiere decir se produce fuera del útero, a diferencia del cáncer de endometrio que se produce en el endometrio e utópico y puede producir metástasis.

---

[6] Sampson JA. Peritoneal endometriosis due to menstrual dissemination of endometrial tissue into the peritoneal cavity. Am J Obstet Gynecol. 1927;14:422-469.

[7] Augoulea A, Alexandrou A, Creatsa M, Vrachnis N, Lambrinoudaki I. Pathogenesis of endometriosis: the role of genetics, inflammation and oxidative stress. Arch Gynecol Obstet. 2012;286:99-103.

[8] Hilaris GE, Payne CK, Osias J, Cannon W, Nezhat CR. Synchronous rectovaginal, urinary bladder, and pulmonary endometriosis. JSLS. 2005;9:78-82

La similitud que tienen ambas es que son tumores ambas pueden estimulas la angiogénesis a partir del VEGF (*factor de crecimiento del endotelio vascular)* ambas también pueden proliferarse en medios ácidos carentes de oxígeno, como todo tumor, lo cual nos brinda una dato importante para el estudio de ambos casos con pruebas *in vitro* a saber de cómo podríamos tratar dichos tumores mediante la reacción de algún fármaco, tratamiento terapéutico convencional y disponibilidad de la mejora en el estilo de vida de las personas expuestas, con el fin de poder alcanzar buenos resultados para frenar la enfermedad, reducir y eliminar los focos endometriosis resistentes a todos los fármacos hasta la actualidad.

Prostaglandinas y su actividad en el endometrio

La prostaglandina

Las **prostaglandinas** son un conjunto de sustancias de carácter lipídico derivadas de los ácidos grasos de 20 carbonos (eicosanoides), que contienen un anillo ciclopentano y constituyen una familia de mediadores celulares, con efectos diversos, a menudo contrapuestos. Las prostaglandinas afectan y actúan sobre diferentes sistemas del organismo, incluyendo el sistema nervioso, el tejido liso, la sangre y el sistema reproductor; juegan un papel importante en regular diversas funciones como la presión sanguínea, la coagulación de la sangre, la respuesta inflamatoria alérgica y la actividad del aparato digestivo.

Síntesis de la prostaglandina.

Se sintetizan a partir de los ácidos grasos esenciales por la acción de diferentes enzimas como ciclooxigenasas, lipooxigenasas, elcitocromo P-450, peroxidasas, etc. La ciclooxigenasa da lugar a prostaglandinas, tromboxano A-II y prostaciclina (PGI2)

Función de las prostaglandinas

Las prostaglandinas deben ejercer su efecto sobre las células de origen y las adyacentes, actuando como hormonas autocrinas y paracrinas, siendo destruidas en los pulmones. Las acciones son múltiples y algunas tienen utilidad práctica, como la PGE1, que se utiliza en clínica para mantener abierto el ductus arteriosus, en niños con cardiopatías congénitas (alprostadil) y para el tratamiento o prevención de la úlcera gastroduodenal (misoprostol).

La PGE2 (dinoprostona) se emplea como oxitocina en la inducción del parto, la expulsión del feto muerto y el tratamiento de Lam o la hidatiforme o el aborto espontáneo.
Se pueden resumir las funciones de las prostaglandinas en cinco puntos:

1. Intervienen en la respuesta inflamatoria: vasodilatación, aumento de la permeabilidad de los tejidos permitiendo el paso de los leucocitos, antiagregante plaquetario, estímulo de las terminaciones nerviosas del dolor, etc.

2. Aumento de la secreción de mucus gástrico, y disminución de secreción de ácido gástrico.

3. Provocan la contracción de la musculatura lisa. Esto es especialmente importante en la del útero de la mujer. En el semen humano hay cantidades pequeñas de **prostaglandinas para favorecer la contracción del** útero y como consecuencia la ascensión de los espermatozoides a las trompas uterinas (trompas de Falopio). Del mismo modo, **son liberadas durante la menstruación, para favorecer el desprendimiento del endometrio. Así, los dolores menstruales son tratados muchas veces con inhibidores de la liberación de prostaglandinas.**

4. Intervienen en la regulación de la temperatura corporal.

5. Controlan el descenso de la presión arterial al favorecer la eliminación de sustancias en el riñón.

Tratamiento del dolor en la endometriosis inhibidores de prostaglandinas

Dolor agudo:
En su etiología están implicadas las prostaglandinas (PG), de ahí que los fármacos de elección sean: 3 - Analgésico Antipiréticos (AAP): paracetamol. - AINEs: inhiben la producción de PG por inhibición directa de COX-1 y fundamentalmente de la COX-2. En nuestro medio, utilizamos principalmente los derivados del ácido propiónico (ibuprofeno, dexketoprofeno, naproxeno) y los fármacos de la familia de los oxicam.iii Es fundamental iniciar el tratamiento con estos fármacos al menos 36 h antes de la aparición de los

síntomas para obtener el efecto máximo de control del dolor, y continuar con su uso al menos 12h tras la finalización de menstruación[9]. (ver figura3)

Síntomas

Al progresar, la endometriosis daña la anatomía de la pelvis y los órganos genitales, dificultando la procreación. La infertilidad, el dolor y la presencia de quistes de ovario (endometriomas) constituyen las formas de presentación más frecuentes de esta enfermedad.

El primer síntoma, casi siempre es el dolor. Se presenta por lo general en la adolescencia y puede ser discapacitarte (cuando impide el estudio, el trabajo o la vida social). Con mayor frecuencia comienza antes de la menstruación y se alivia a lo largo de la misma. No obstante, puede presentarse sólo durante o hacia el final de la menstruación. Se caracteriza por presentarse en mujeres que hasta antes no tenían dolor, y aumentar progresivamente de intensidad con el correr del tiempo. Corresponde acá destacar que el dolor menstrual severo no es normal y exige la consulta al especialista. Al dolor menstrual se lo denomina "algomenorrea" y es una forma de "dismenorrea" (menstruación anormal).

Cuando la enfermedad se extiende a lo largo y ancho de la pelvis, el dolor se hace crónico, permanente. Si la localización es baja, contactando la vagina, suele hacerse presente durante las relaciones sexuales, causando lo que en medicina se denomina "dispareunia" (dolor durante o después del coito vaginal).

La infertilidad es otro cuadro crítico, y puede presentarse con o sin dolor. Debido a las alteraciones inmunohistoquímicas antes mencionadas, el medio ambiente en el cual deben madurar los óvulos para poder ser fertilizados no es el óptimo. Ello significa que, aunque haya ovulación, por causas no del todo claras, no se logra el embarazo. En los casos más avanzados, se dañan las trompas y/o se forman adherencias que impiden que los óvulos

[9]https://www.google.com.ar/url?sa=t&source=web&rct=j&url=http://www.hvn.es/servicios_asistenciales/ginecologia_y_obstetricia/ficheros/actividad_docente_e_investigadora/curso_de_actualizacion_en_obstetricia_y_ginecologia/curso_2015/ginecologia/3_tratamiento_del_dolor_en_endometriosis.pdf&ved=2ahUKEwj-o

sean captados por las mismas durante la ovulación. Cuando afecta los ovarios, estos pueden dañarse, tanto por la progresión de la enfermedad que reemplaza al tejido normal por tejido enfermo, como por las cirugías que deben realizarse para extirpar los quistes endometriósicos.

Se llama dispareunia al dolor al mantener relaciones sexuales. Se presenta en mujeres que tienen endometriosis de localización baja en la pelvis, que compromete la vagina.

Otros síntomas pueden incluir la fatiga, defecaciones dolorosas durante los periodos menstruales, dolor en la parte baja abdominal, espalda, diarrea y/o estreñimiento, y otros trastornos intestinales durante la menstruación. Sin embargo, algunas mujeres con endometriosis no tienen síntomas y se las detecta en controles ginecológicos de rutina.

A veces, en casos excepcionales, la enfermedad se ha encontrado en las fosas nasales o en los pulmones (que sangran con la menstruación). En la pelvis, en los grados más severos de la enfermedad, se puede afectar el intestino grueso (rectosigma). En ciertas regiones del mundo son muy frecuentes los nódulos de endometriosis que se ubican entre la vagina y el recto, muy dolorosos[10].

La intensidad del dolor no está necesariamente relacionada con la extensión de la enfermedad, ya que escasa endometriosis puede dar mucho dolor, y una endometriosis severa puede dar pocos o ningún síntoma. Por otra parte, no todas las mujeres con endometriosis son infértiles, aunque, en general, las portadoras de esta enfermedad tienen su fertilidad disminuida.

[10] http://www.saendometriosis.com.ar/saendometriosis_sintomas.html

Diagnóstico

Como en toda enfermedad, el interrogatorio, el relato de la paciente, hace sospechar la presencia de endometriosis. El dolor menstrual intenso debe estudiarse siempre por ser anormal.

Por el momento no hay estudios en sangre que puedan certificar o descartar con certeza la presencia de la enfermedad. El CA 125 (sustancia que circula en sangre) en plasma sanguíneo puede estar elevado en la endometriosis, pero también en otras enfermedades.

La ecografía – y otras técnicas más costosas y sofisticadas como la tomografía y la resonancia nuclear magnética – puede detectar la enfermedad solamente si ha formado quistes de ovario (endometriomas). Es recomendable utilizar la vía transvaginal.

Finalmente, sólo la visualización y biopsia quirúrgica, preferentemente por laparoscopía (visualización endoscópica de la pelvis), puede hacer el diagnóstico de certeza. Idealmente debe aprovecharse esa oportunidad para tomar una biopsia del tejido endometriósico a fin de que el patólogo expida su diagnóstico de certeza. Así mismo, estos procedimientos que sólo deben ser llevados a cabo por Cirujanos Laparoscopistas Certificados, resultan la oportunidad de oro para la extirpación o destrucción quirúrgica de todas las lesiones, y la liberación de adherencias[11]. (ver diagrama 1).

[11] http://www.saendometriosis.com.ar/saendometriosis_diagnostico.html

Mal diagnóstico

"No se diagnostica lo que no se piensa y no se piensa lo que no se conoce".

Dr. Ludo Van Bogaert 1897-1989

Los expertos han querido señalar que su principal problema en la endometriosis es que el diagnóstico suele ser demasiado tardío, prolongándose, en ocasiones, entre cinco y diez años desde que se detectan los primeros síntomas, un periodo de tiempo "excesivamente largo", durante el cual la enfermedad evoluciona y puede tener consecuencias muy perjudiciales en la calidad de vida de quienes la sufren.

Una encuesta realizada en 2002 por el Endometriosis Group Argentina -grupo de ayuda a la paciente con esta afección, reveló la dimensión de la problemática entre la comunidad médica. Sobre un grupo de 1280 mujeres de entre 14 y 50 años que consultaron al médico por el dolor menstrual, el 65% obtuvo como respuesta que esto era "normal" y sólo en el 10% de los casos el especialista pensó en la posibilidad de que la paciente tuviera endometriosis.

Además, la problemática se confirmaba a partir de la experiencia clínica y varias encuestas nacionales y extranjeras que revelaban que en la gran mayoría de los casos el diagnóstico demoraba entre 5 a 7 años y llegaba luego de innumerables consultas por parte de la mujer que sufre la afección.

Un profesional poco apto para tratar con un diagnóstico certero puede llegar a cometer el error de no darse cuenta de la sintomatología que presenta el paciente que sufre la enfermedad lo cual puede ser de muy perjudicial para su salud. Hoy en día la endometriosis está "subdiagnosticada", ya que el especialista debe tener experiencia en esta patología, que es cada vez más frecuente.

Tratamientos convencionales

Como hemos dicho en el punto anterior, el tratamiento inicial fundamental de la endometriosis consiste en la extirpación quirúrgica o la destrucción (por ejemplo, mediante la electrocoagulación) de todos los focos visibles de la enfermedad, seguido de la liberación de adherencias, extirpación de quistes de ovario, etc. La cirugía bien realizada es el mejor tratamiento disponible en la actualidad. Luego, las opciones complementarias al tratamiento quirúrgico, se adaptarán a cada caso en particular. Cuando el síntoma predominante es el dolor y no hay deseo inmediato de embarazo, además de la utilización de analgésicos, debe realizarse tratamiento hormonal complementario. Las recomendaciones internacionales sugieren la utilización de gestágenos (derivados de la progesterona) o anticonceptivos combinados (con estrógenos y gestágenos). El empleo de sustancias que producen una menopausia medicamentosa (análogos de GnRH), administrados durante un período no superior a los 6 meses, se reserva para casos de excepción por sus costos y efectos secundarios.

Si la paciente tiene deseos inmediatos de fertilidad, no debe hacerse ningún tratamiento hormonal complementario contra la endometriosis, y debe procurarse el embarazo a corto plazo.

Si el embarazo no ocurre dentro de pocos meses luego de una cirugía exitosa, o cuando exista otra causa de infertilidad, se debe tomar una conducta activa para lograrlo. Las opciones son la estimulación de la ovulación o el empleo de técnicas de fertilización asistida de baja (inseminación) o alta complejidad (FIV o ICSI). En estos casos debe considerarse que, por los motivos referidos en el primer punto tratado (alteraciones inmunohistoquímicas), los resultados suelen ser menores que aquéllos correspondientes a pacientes que no presentan la enfermedad.

Hormonales

El objetivo es interrumpir los ciclos de estimulación y sangrado del tejido endometriósico.
Anticonceptivos orales:

• Casi siempre se emplean productos monofásicos y se prescribe una píldora por día en forma continua durante 6 a 12 meses. Su uso se considera supresor y no curativo. Establece un estado de “pseudoembarazo”. El índice de embarazo después de suspender el trata-miento puede ser hasta de 50%. Las normas actuales indican que se puede dar un tratamiento empírico con un anticonceptivo oral, sin realizar previamente una laparoscopia de diagnóstico, para tratar los síntomas de dolor que sugieren endometriosis[12].

Agentes progestacionales:

[12] Davis L, Kennedy SS, Moore J, Pren-4. tice A. Anticonceptivos orales combi-nados modernos para el dolor asociado a la endometriosis (Cochrane review) In: La Biblioteca Cochrane Plus, Issue 3,. CD001019

• Causan transformación en el tejido endometriósico. Puede prescribirse: acetato de medroxiprogesterona 10-30 mg al día VO, acetato de megestrol 40 mg al día o acetato de medroxiprogestero-na 150 mg IM cada 3 meses. El sistema intrauterino de levonorgestrel (DIU-LNG) constituye un medio alternativo de administración de los progestágenos. El levonorgestrel es una 19-nortestosterona que induce decidualización y alteración del ciclo endometrial y del tejido endometriósico[13].

Danazol:

• El recurso funda-mental para el tratamiento de seudomenopausia, un andrógeno débil, que es un derivado isoxazol de la etiniltestosterona alfa-17 (etisterona). Actúa a nivel hipotalámico inhibiendo la liberación de gonadotropina, lo que inhibe el brote de LH y FSH a mediados del ciclo. Además, inhibe las enzimas de la síntesis de esteroides en el ovario, se crea un ambiente hipoestrogénico, y junto con sus efectos androgénicos, impide el crecimiento del tejido endometriósico. Se logra el alivio del dolor hasta en 90% de las pacientes que lo toman. Después de 4-6 semanas de tratamiento, se observa amenorrea e inhibición de la ovulación. Se utiliza a una dosis de 400-800 mg/día VO por 6 a 9 meses[14].

Agonistas GnRH:

• Con su administración continua se suprime la secreción de gonadotropinas, lo que elimina la esteroidogénesis ovárica y suprime los implantes endometriales. En la mayoría de los casos, el dolor se alivia para el segundo o tercer mes de tratamiento. Se pueden administrar como acetato de leuprolida 3.75 mg IM una vez al mes, nafarelina 200 mg BID intranasal o como goserelina 3.75 mg SC una vez al mes. Su uso se limita a 6 meses por los efectos adversos del estado hipoestrogénico, sobre todo la pérdida de densidad mineral ósea.

---

[13] Abou-Setta AM, AI-Inany HG, Farquhar 1. CM. Dispositivo intrauterino de liber-aciόn de levonorgestrel (DIU-LNG) para la endometriosis sintomática después de la cirugía (Cochrane review) In: La Biblioteca Cochrane Plus, Issue 3, CD005072

[14] Selak V, Farquhar C, Prentice A, Singla 15. A. Danazol para el dolor pélvico asocia-do a la endometriosis (Cochrane review) In: La Biblioteca Cochrane Plus, Issue 3, CD000068

Laparoscopia

La laparoscopia es el procedimiento más común que se utiliza para diagnosticar y eliminar la endometriosis entre leve y moderada. En lugar de utilizar una incisión abdominal grande, el cirujano introduce un instrumento de observación iluminado llamado laparoscopio a través de una pequeña incisión. Si el cirujano necesita un mejor acceso, realizará una o dos pequeñas incisiones adicionales para introducir otros instrumentos quirúrgicos. (ver figura 6)
Utilidad de la Laparoscopia:

- Observar los órganos internos para detectar señales de endometriosis y otros posibles problemas. Esta es la única manera de poder diagnosticar la endometriosis de modo certero. Sin embargo, un diagnóstico de que "no hay endometriosis" nunca es certero. Los crecimientos (implantes) pueden ser diminutos o estar escondidos de la vista del cirujano.
- Eliminar cualquier implante visible de endometriosis y tejido cicatricial que pudieran estar causando dolor o esterilidad. Si se encuentra un quiste de endometriosis que está creciendo en un ovario (endometrioma), es probable eliminarlo.

Riesgos.
Las complicaciones a causa de la cirugía son poco comunes, pero incluyen:

- Infecciones pélvicas.
- Sangrado no controlado que hace que sea necesaria una incisión abdominal más grande (laparotomía) para detener el sangrado.
- Formación de tejido cicatricial (adherencias) después de la cirugía.
- Daños a los intestinos, la vejiga o los uréteres (los pequeños conductos que transportan la orina desde los riñones hasta la vejiga).
-

Los beneficios.
La cirugía laparoscópica en comparación con la cirugía abdominal abierta incluye menos trauma en los tejidos y una menor formación de cicatrices. También incluyen incisiones más pequeñas, además de poder hacerse un procedimiento ambulatorio o tener una estancia hospitalaria más corta y un tiempo de recuperación más corto.

La habilidad del cirujano es muy importante cuando se utiliza la cirugía para tratar una endometriosis que está provocando esterilidad. El uso de un laparoscopio, láseres y determinados procedimientos quirúrgicos requiere formación adicional para el cirujano. Los médicos informan que las tasas de embarazo varían después de la cirugía para la endometriosis.

La fecundación in vitro (IVF, por sus siglas en inglés), una técnica de reproducción asistida, es una alternativa a la cirugía para corregir la esterilidad causada por la endometriosis.

Evolución de la enfermedad

Se trata de una enfermedad evolutiva, sin rumbo ni ritmo ciertos. Puede curarse, pero es más frecuente que vuelva a presentarse nuevamente en un período variable de tiempo, luego de su diagnóstico y tratamiento. El embarazo suele mejorar el pronóstico y los períodos libres de enfermedad. Lo mismo puede decirse de los tratamientos hormonales complementarios.

No es una enfermedad maligna. No es un cáncer. Pero suele extenderse dentro del abdomen, aún fuera de la pelvis. Es casi improbable (y muy rara) la muerte debida a la endometriosis. No obstante, el diagnóstico temprano y el tratamiento oportuno ayudan a una mejor calidad de vida.

Impacto y problemática social

Una de los grandes problemas que debe afrontar una persona que sufra de esta enfermedad es que, aparte del dolor físico, tratamientos, y hasta intervenciones quirúrgicas, es también problemática en la vida social. Una mujer con endometriosis no puede disfrutar de una vida sexual ya que el dolor le impide hacerlo, puede provocar infertilidad en la mayoría de los casos, depresión, a causa de los dolores muchas mujeres pierden días u horas de estudio, trabajo. Datos estadísticos en estados unido rebelan que se pierde U$ 900000 dólares a causa de esta patología que una triste realidad que muchas mujeres deben afrontar, e incluso aguantar ya que como se dijo anteriormente es una enfermedad crónica, no tiene cura, y el diagnóstico certero tarda entre unos 5 a 7 años hasta que puede hacerse clara las manifestaciones que llevan a su identificación.

Inferencia estadística en la Endometriosis

Si bien en la Argentina no contamos con datos estadísticos oficiales que nos permitan conocer o estimar la prevalencia de esta patología en la población femenina, se cree que 1 millón de mujeres la padecen y la mayoría de ellas tienen entre 15 y 50 años. Además, entre el 30% y el 50% de mujeres infértiles de nuestro país lo son a causa de la endometriosis. Por tal motivo en este trabajo de investigación su pudo realizar una inferencia estadística que arrojo los siguientes resultados;

Se tomó en una encuesta, una muestra de $n = \{150\}$ mujeres ≥ 15 años, en la cual se las dividió en 4 grupos con diferentes rangos de edad: se obtuvo 149 respuestas.
(ver gráfico 1)
Entre 15 a 25 años = 24,8 %
Entre 26 a 35 años = 51,7 %
Entre 36 a 45 años = 16,1 %
Mayor de 45 años = 7,4 %

Residencia Actual; se obtuvo 149 respuestas (ver gráfico 2)
Capital Federal = 42,3 %
Gran Buenos Aires = 51%
Otra Provincia = 6,7 %

Si conoce la enfermedad de Endometriosis; se obtuvo 146 respuestas (ver gráfico 3)
Si = 58,2 %
No = 41,8%
En caso de responder si, continuar

Si conoce a alguien que padece la enfermedad; se obtuvo 89 respuestas (ver gráfico 4)
Si, la padezco yo = 2,3%
No sé de nadie que la padezca, solo conozco la enfermedad = 83,1%
La padece un familiar o conocido = 14,6 %
Si padece o conoce a alguien que padece la enfermedad continúe la encuesta

Qué edad tiene el afectado; se obtuvo 16 respuestas. (ver gráfico 5)

Entre 15 a 25 años = 6,2 %

Entre 26 a 35 años = 37,5 %

Entre 36 a 45 años = 43,8 %

Mayor de 45 años = 12,5 %

¿Reciben o recibe usted algún tratamiento?; se obtuvo 23 respuestas (ver gráfico 6)

Si = 47,8 %

No = 52,2 %

Aquellos que daban una respuesta afirmativa al tratamiento, se les pregunto cuáles eran. Entre tantos se encontraban Anticonceptivos orales, Óvulos hormonales y Tratamientos quirúrgicos.

De 89 después de donde se buscaba algún afectado el 2,3% padecía la enfermedad (ver gráfico 4) donde:

100 % -------------- 89

2,3 % -------------- **2,05 = 2 Expuestos +** y el resto

97,7 % ------------- **86,95 = 87 No expuestos +**

De 16 respuestas de afectados por la enfermedad, el mayor porcentaje de afectados se encuentra en el rango de 36 a 45 años (ver gráfico 5), dato fundamental para obtener los "**Expuestos -**", en base a la edad de las encuestadas, donde el rango de la edad de las mujeres entre 36 a 45 años es del 16,1% para 149 respuestas (ver gráfico 1), entonces tenemos

100 % -----------------149

16,1 % -----------------**23,99 = 24 Expuestos -**

De las 16 respuestas de afectados por la enfermedad la menor proporción de encuestadas esta entre 15 a 25 años (ver cuadro 5), dato fundamental para obtener los **"No expuestos -"** en base a la edad de las encuestadas, su correspondiente rango de edad es de 15 a 25 años con un porcentaje de 24,8 % para las 149 respuestas (ver gráfico 1).

100 % ------------------149

24,8 %---------------- **36,9 = 37 No expuestos -**

Conclusión, nos queda como datos de las 150 mujeres encuestas;

No expuesto + 87 (no saben de nadie que padece la enfermedad solo la conocen)

No expuesto - 37 (mujeres de 15-25 años rango con menos porcentaje expuesta)

Expuestos + 2 (enfermos)

Expuestos - 24 (mayor riesgo según encuesta por rango de edad)

Tabla de doble entrada (ver tabla 2).

	+	-	Total
Expuestos	2	24	26
No expuestos	87	37	124
total	89	61	**150 T.T.**

Prevalencia de Expuestos = 2/26 = **0,08**

Prevalencia de No expuestos = 87/124 = **0,7**

Odd Expuestos = 0,08/1- 0,08 = **0,09**

Odd No expuestos = 0,7/1- 0,7 = **2**

Prevalencia de Proporción = 0,08/ 0,7 = 0,1 o **10%**

Esta relación, prevalencia de expuestos y de no expuestos nos, indica la proporción de eventos con respecto al total de la población expuesta, en nuestro caso es el 10% de las mujeres se encuentra expuesta a la enfermedad. No tiene valor diagnóstico.

Odds de Ratio = 0,09/ 2 = 0,05 = **1/25**

Es la relación entre odds de expuestos y los no expuestos, una medida de asociación entre dos variables donde se enfrenta opuestos, el resultado es muy idéntico al RR (Riesgo relativo) el resultado 1/ 25 nos indica que una de cada 25 mujeres va sufrir la enfermedad. No tiene valor diagnóstico.

Incidencia = Riesgo Relativo = 2/ 37 = **0,05**

Nos permite realizar seguimiento de la enfermedad o posible enfermedad hasta que ocurra, relaciona "Hombre-tiempo", en nuestro caso un valor inferior a uno nos informa que la enfermedad está en control, pero requiere un seguimiento. Es fundamental ya que tiene valor diagnóstico.

T_2 = 0,69/ 0,05 = 13,8 = **14**

Está relacionada con la incidencia, es la relación entre una constante 0,69 y el valor se la incidencia. La sigla T_2 nos indica la cantidad de años en la que se puede duplicar el número de caso, en nuestro análisis es de 14 años.

<u>Tasa Bruta expuestos con endometriosis</u>

Expuestos + = 2/150 = 0,01 o **1%**

Índice de confianza

0,01 +/- (1.98 * 0,01/ (√150))

0,01 +/- 1,6 * 10^-3

(0,0084 ; 0,0116)

0,8% - 1,2%

La tasa bruta en nuestro estudio es del 1% del total de la población, esto quiere decir que aproximadamente el 1% del total de las mujeres encuestadas se encuentra enferma con endometriosis, dicho valor se encuentra en un rango confiable de 0,8% a 1,2%.

<u>Tasa neta de mujeres en edad fértil que puedan tener riesgo de contraer la enfermedad.</u>

Expuestos - = 2/ 24 = 0,08 = **8%**

Índice de confianza

0,08 +/- (1.98 * 0,08/ (√24))

0,08 +/- 0,032

(0,048 ; 0,112)

5% - 11%

La tasa neta de nuestro estudio de mujeres en edad fértil que pueden contraer la enfermedad es de un 8%, es la relación de las mujeres enfermas con las mujeres expuestas no enfermas pero que tienen según las encuestas el mayor riesgo de contraer la enfermedad. Dicho valor se encuentra en un intervalo confiable de 5% a 8%.

Los resultados de la encuesta también nos brindaron la información en cuanto al tratamiento que reciben algunas pacientes; Anticonceptivos orales, Óvulos hormonales y tratamientos Quirúrgicos como la ¨ Laparoscopia¨.

Búsqueda de nuevos tratamientos de alcance universal

En nuestro país se estudia una terapéutica distinta a las convencionales a base de frutos rojos granada, arándanos, que contienen RESVERATROL, EGCG (epigallocatechin-3-gallate), TE VERDE, como también la nuez que es estudiada por investigadores del IByME (Instituto de biología y medicina experimental) donde se buscan propiedades del Ácido elágico, para la regeneración mitocondrial, el control genético de la división celular en caso de algún tipo de mutación, compuestos fundamentales para el trastorno depresivo mayor, elevados valores de cortisol por estrés acompañada de mala absorción celular de ácidos grasos provoca un medio de anaerobiosis por la fosforilación no oxidativa del piruvato dando como resultado un medio ácido a nivel celular que favorece los focos de endometriomas en esta enfermedad.

Frutos rojos como antioxidantes y sus propiedades bioquímicas

Dentro de la familia de los frutos rojos, podemos distinguir sobre todo las fresas, arándanos rojos, grosellas rojas, frambuesas, moras, cerezas y ciruelas rojas.

Lo cierto es que conocer cuáles son las propiedades nutricionales de cada fruta resulta particularmente interesante sobre todo a la hora de descubrir qué beneficios nos aportan, siendo de hecho unos alimentos que no podrían faltar dentro de una dieta variada y equilibrada.

Arándanos rojos: ricos en antioxidantes

Los arándanos rojos son unas frutas especialmente ricas en antioxidantes. Además, ayudan a prevenir enfermedades cardiovasculares, diferentes tipos de cáncer y son útiles para mejorar la circulación y combatir el colesterol.

Cerezas: ricas en betacarotenos

Las cerezas aportan un alto contenido en betacarotenos, además de ser energéticas, depurativas y diuréticas, ayudando de manera positiva a la hora de eliminar toxinas y prevenir la retención de líquidos.

Ciruelas rojas: ideales contra el estreñimiento

Las ciruelas son una de las frutas más conocidas contra el estreñimiento, sobre todo cuando son consumidas en ayunas antes del desayuno. Además, ayudan a regular la digestión y absorción.

Frambuesas: muy ricas en vitamina C

Las frambuesas son unas frutas muy ricas en vitamina C, una reconocida vitamina con beneficios antioxidantes que ayuda a la hora de prevenir el cáncer, a la vez que neutraliza los diferentes efectos negativos de los radicales libres.

Fresas: beneficios desintoxicantes

Las fresas son unas frutas bien toleradas por los diabéticos, de forma que pueden incorporarlas a la dieta. Ayuda a combatir la anemia, a la vez que sus beneficios refrescantes las convierten en un alimento ideal en épocas de mayor calor (con más frecuencia en primavera y verano).

Moras: contra el colesterol alto

Las moras son ideales en caso de niveles altos de grasas en sangre, ya que ayuda a reducir el colesterol LDL, por un lado, y a aumentar el colesterol HDL por otro. Son buenas para prevenir enfermedades cardiovasculares, a la vez que reducen el riesgo de arteriosclerosis. Así también pueden ser muy útiles para regularizar la biosíntesis de estrógenos e inhibir las aromatasas[15].

Resveratrol

El resveratrol es un estilbenoide, un tipo de fenol natural y una fitoalexina que se produce de manera natural en varias plantas como respuesta a una lesión o cuando éstas se encuentran bajo el ataque de patógenos, tales como bacterias u hongos. Las fuentes alimenticias del resveratrol incluyen la piel de las uvas, arándanos, frambuesas y moras Algunos estudios han indicado que el resveratrol activa a SIRT1 y PGC-1α, además mejora el funcionamiento de las mitocondrias. La capacidad directa del resveratrol de activar SIRT1 ha sido puesta en cuestión, aunque muchos nuevos intentos tratan de volver a confirmar este vínculo, una investigación más reciente ha demostrado que el resveratrol se una a TyrRS para potenciar una señalización en cascada de PARP1/NAD+ y a su vez activar p53 y AMPK por medio de la inhibición de SIRT1.

En células tratadas con resveratrol se observa que la acción de la MnSOD (SOD2) aumenta catorce veces. El MnSOD reduce el superóxido a peróxido de hidrógeno (H_2O_2), pero este no se incrementa debido a otra actividad celular. El superóxido O2- es un subproducto de la respiración en los complejos 1 y 3 de la cadena de transporte de electrones. No es "altamente tóxico, pero es capaz de extraer un electrón de la membrana biológica y otros componentes de las células, provocando reacciones en cadena de radicales libres. Por lo tanto, es esencial para mantener aniones superóxido en control dentro de la célula." El MnSOD reduce al superóxido, y, por lo tanto, confiere resistencia a la disfunción mitocondrial, transición de permeabilidad, y a la muerte por apoptosis en varias enfermedades. Se ha implicado en la extensión de la vida útil, inhibe el cáncer. El resveratrol interfiere con las tres etapas de la carcinogénesis[16]

- ✓ Iniciación, promoción y progresión.

---

[15] http://www.ayudamedica.net/cuales-son-los-beneficios-de-los-frutos-rojos/

[16] Fremont, Lucie (January 2000). «Biological Effects of Resveratrol». Life Sciences 66: 663-673. PMID 10680575. doi:10.1016/S0024-3205(99)00410-5. Consultado el 6 de junio de 2014.

Té verde; EGCG

El té verde es un tipo de té *Camellia sinensis* que no ha sufrido una oxidación durante su procesado, a diferencia del té negro, ya que las hojas se recogen frescas y después de someterse al secado, se prensan, enrollan, trituran y finalmente se secan. El té verde supone entre una cuarta y una quinta parte del total de té producido mundialmente. Los principales países productores de té verde son China, Japón y Vietnam. Se ha hecho más popular en Occidente, que tradicionalmente toma té negro.

En tiempos más recientes, muchos estudios han investigado un vínculo entre el consumo de té verde y una menor incidencia de una variedad de cánceres en la población, con resultados mixtos.

Beneficios para la salud del té verde:

- Mejora de la cognición.
- Detención de ciertas enfermedades neurodegenerativas, tales como el Alzheimer.
- Prevención y tratamiento del cáncer.
- Tratamiento de artritis.
- Tratamiento de esclerosis múltiple.
- Impedir la degradación de las membranas celulares mediante la neutralización de la propagación de los radicales libres (que se produce durante el proceso de oxidación).
- Aumento de la lipoxidación (ayuda al organismo a utilizar la grasa como fuente de energía) y aumento del metabolismo.
- Reducción de colesterol LDL (a dosis altas en pruebas de laboratorio).
- Prevención del descenso de células T inmunes por causa del VIH - en pruebas de laboratorio, la sustancia EGCG, que se encuentra en el té verde, impide que el VIH ataque las células-T.

La Epigalocatequinas galate conocida también con las siglas EGCG, es un ester de epigalocatequina -3- galato (ácido gálico), es la actequina con mayor abundancia en él te. Este polifenol es muy estudiado en investigación básica y aplicada como tratamiento muy efectivo por su capacidad antioxidante y beneficiosa para la salud humana.

Los polifenoles tienen una documentada capacidad antioxidante y han demostrado proteger al ADN del daño oxidativo, lo cual explica algunos de sus efectos inhibidores de la carcinogénesis. Al mismo tiempo, de manera semejante al doble comportamiento del ácido ascórbico (que funciona como antioxidante para las células sanas, pero como donante de H_2O_2 para las células transformadas), la capacidad citolítica e inductora de la apoptosis sobre células cancerosas ya formadas que tienen los polifenoles del té verde parece deberse, al menos in vitro, a una actividad pro-oxidante selectiva. Existe ahora abundante evidencia experimental que sugiere que la epigalocatequina-3-galato interrumpe a nivel celular la proliferación de diversos tumores.

Dados sus marcados efectos, resulta interesante ahondar en los mecanismos de acción de la epigalocatequina-3-galato. Hasta el momento, los siguientes mecanismos han sido descritos:

- Inhibición de la cascada proinflamatoria del ácido araquidónico.
- Inducción de la apoptosis.
- Corrección de la cascada de señalización molecular intracelular.
- Inhibición de la angiogénesis.
- Control del ciclo celular.
- Bloqueo de la invasión y la metástasis[17].

Ácido elagico

El ácido elágico está presente en las plantas como elagitanino, que se activa bajo estrés a ácido elágico. El urolitina A, metabolito del ácido elágico, también promueve la regeneración mitocondrial a través de su síntesis por bacterias del colon a partir de la granada.

Los elagitaninos de plantas cuando son comidos por mamíferos y humanos activan sus propiedades protectoras en el cuerpo, combatiendo inflamaciones crónicas (reuma, artritis), colesterol, radicales libres de oxígeno (peróxidos, superóxidos) y ciertos tipos de tumores.

[17] Epigallocatechin-3-gallate induces cell apoptosis of human chondrosarcoma cells through apoptosis signal-regulating kinase 1 pathway Yang WH, Fong YC, Lee CY, Jin TR, Tzen JT, Li TM, Tang CH. J Cell Biochem. 2011 Feb 16. doi: 10.1002/jcb.23072. [Epub ahead of print]. (https://blog.terapiametabolica.com/egcg)

Se puede presentar en algunos vinos blancos que poseen virutas de madera de roble antes de su embotellado (es considerado uno de los posibles fallos del vino y denominada turbidez fenólica).

Las fuentes de elagitaninos/ácido elágico son varias nueces y frutas, en especial las granadas y frambuesas, estando también presentes en muchos frutos rojos (granadas, fresas, frambuesas, arándanos, moras), en algunos frutos secos (nueces, pacanas y castañas) y también en kiwis y uvas[18].

Conclusión.

Si bien muchos de estos compuestos se los puede obtener de alimentos que pueden estar a nuestro alcance y a saber no hay suficiente evidencia ¨científica¨ de su acción en beneficio de la salud, en algunos lugares como el oriente asiático tano el te verde en China y al rededores de ese país se utiliza muchos en tratamientos los cuales brindaron grandes resultados para frenar y retroceder la enfermedad.

Como se menciono antes todos estos compuestos están en estudio, tal vez no se lo podría clasificar como una medicina natural efectiva, pero puede ser beneficiosa no solo como un medicamento en si, mas bien puede ayudar al tratamiento dado, lo cual es muy importante estar siempre bien informado antes de su uso, por los profesionales que conozcan mejor el tema ya sean médicos especialistas en nutrición, nutricionistas, etc.

[18] Tratamiento de varios tipos de cáncer con AE de fresas/frutillas y frambuesas en un cercano futuro: (Solicitud de patente 20050136141 del 23 de junio de 2005, USPTO, Prof. Gary Stoner, Ohio State University).

Lo que se busca con el estudio de tratamientos de alcance universal

A diferencia de los tratamientos convencionales, los tratamientos alternativos como los naturales si bien algunos no tienen una aprobación científica, al ser naturales se busca alternativas tales que tanto las personas que no tienen los recursos necesarios como las que si lo tiene puedan acceder al tratamiento que pueda mejorar su calidad de vida, reducir o anular el dolor que produce la enfermedad y eliminar definitivamente los focos endometriosos que por el momento no existe fármaco alguno que pueda hacer esto, debemos recordar que la endometriosis es una enfermedad crónica que aparece en las mujeres en la edad fértil no distinguiendo clase social.

Los tratamientos convencionales muchas veces son demasiado costosos, en nuestro País desde ya hace muchos años se realiza investigación básica que brinda buenos resultados, podría traer resultados muy favorables pero debido a la falta de recursos algunos resultados no pueden concluirse hasta el momento, cabe recalcar que muchos estudios realizados hasta el momento están llegando al clímax donde muy pronto se podría llegar a conocer el compuesto único y esencial para tratar esta enfermedad, solo hace falta la perseverancia y el esfuerzo realizado hasta el momento que todo tiene como fin el beneficio de muchas mujeres que luchan día a día esperando una solución que pueda serle retributiva una vida digna y de salud tanto física social y mental que se merecen, tal es el fin del esfuerzo que se busca estudiando nuevas alternativas que tengan como único valor la salud de las persona.

Campañas y divulgación

La SAE y otras instituciones buscan llevar a cabo campañas que puedan favorecer en gran manera a muchas personas que padecen la enfermedad y que muy pronto puedan gozar de una buena calidad de vida

Sociedad Argentina de Endometriosis (SAE)

La Sociedad Argentina de Endometriosis (SAE) reúne a un grupo de médicos multidisciplinarios que dedican su tiempo al estudio y divulgación de la endometriosis, una afección poco conocida tanto por la comunidad médica como por la población en general, pero sumamente extendida en nuestro país. Según estimaciones de la SAE, actualmente cerca de 1 millón de mujeres en nuestro país –el 10% de la población en edad fértil- sufre sin saberlo de esta afección y considera a su principal síntoma, el dolor menstrual, como normal, lo que altera severamente su calidad de vida. En el 50% de los casos se ve afectada su fertilidad.

Problema

La campaña de divulgación tiene como objetivo atacar dos problemas: la subdiagnosticación de la afección por parte de los médicos y el desconocimiento de la misma entre la población.

El primer aspecto es sumamente importante ya que el diagnóstico precoz de la endometriosis es fundamental porque se trata de una enfermedad evolutiva y cuanto antes se la detecte más fácil es tratarla y mejor es el pronóstico.

En tanto, respecto del segundo aspecto (desconocimiento por parte de la población), el principal problema es que esta es una enfermedad desconocida pese a la manifestación periódica de parte de sus síntomas (dolor menstrual) y al mismo es una palabra que asusta ya que se vinculaba a otra afección (cáncer de endometrio). En efecto, frente a la creencia popular de que "en esos días tiene que doler", las mujeres no consultaban a sus médicos.

Objetivos de la campaña

A partir de ambas problemáticas se definieron los siguientes objetivos generales de la campaña de divulgación y concientización:

1- Difundir las características de la endometriosis y sus consecuencias sobre la calidad de vida de la mujer y las parejas entre la población en general.

2- Concientizar a las mujeres sobre cómo afecta esta enfermedad a su sexualidad, su fertilidad y su calidad de vida.

3- Lograr que la mujer lleve la inquietud a su ginecólogo y que éste sea el encargado de verificar o descartar su existencia, a través de un diagnóstico clínico exhaustivo.

4- Concientizar a los ginecólogos sobre la enfermedad. Según estimaciones de la SAE, sólo el 10% de los especialistas consideró la posibilidad de que la mujer que sufría dolores menstruales intensos podía padecer endometriosis.

Resultados

La implementación de la campaña le permitió a la SAE generar conciencia en las mujeres sobre la importancia de la consulta por el dolor menstrual agudo. Se generó un fuerte incremento de consultas a los ginecólogos a nivel nacional y un mayor conocimiento de sus síntomas. Al respecto, se registraron incluso un "exceso" de consultas ya que hubo mujeres que durante la implementación de la campaña consultaron a sus médicos por dolores menstruales categorizados como "mínimos" o "normales". En realidad, esto se convirtió en una buena noticia porque permitió que acercaran la inquietud a los especialistas y que estos tuvieran que informarse sobre la enfermedad para poder responder a las inquietudes.

La campaña realizada en los medios de comunicación permitió que una enfermedad que resultaba prácticamente desconocida e incluso "asustaba" por su significación (era relacionada en la mayoría de las veces con el cáncer de endometrio) cambiara su significado y comenzara a ser considerada como una verdadera problemática de la mujer. Varios centros de atención y organismos relacionados con la salud, como el Instituto Cardiovascular de Rosario y el Conicet se hicieron eco de la problemática publicando la información distribuida en los medios en sus respectivas páginas web.
Las visitas a la página *www.endometriosisgroup.com.ar* del Endometriosis Group se incrementaron considerablemente en los últimos seis meses. El sitio actualmente recibe un 50% más de visitas que al momento del inicio de la campaña.
Asimismo, aumentaron las consultas por dolor menstrual en instituciones públicas y privadas. Como ejemplo, sólo en uno de los centros especializados de la ciudad de Buenos Aires (El Instituto Ginecológico de Buenos Aires-IGBA-), las consultas por dolor menstrual se incrementaron un 30%.

A partir de las repercusiones de la campaña, la SAE concretó una alianza con la institución que trata la problemática en Estados Unidos para generar intercambio de información entre ambas asociaciones.

Es fundamental promover e involucrar a la población ya que ante toda campaña siempre se espera y se puede obtener de ella resultados muy favorables.

Muchos organismos buscan y realizan estos objetivos como La SAE y el IByME que, desde ya hace unos años, cada 14 de marzo "día mundial de la endometriosis" brinda una charla informativa a cargo del laboratorio de inmunología de la reproducción de dicho instituto.
La cual es muy beneficiosa tanto para los profesionales de la salud e investigadores involucrados, el público en general y por sobre todo las mujeres que luchan con esta enfermedad[19].
El lazo amarillo se utiliza internacionalmente como muestra de apoyo a las afectadas por la endometriosis y a sus familiares. Es el símbolo del día mundial de la Endometriosis.

"Cuéntame y lo olvidaré, muéstrame y tal vez lo recuerde, ¡hazme participe y entonces entenderé!"
Confucio

[19] https://premioseikon.com/sociedad-argentina-de-endometriosis-y-organon-conocer-para-prevenir-y-curar-campana-de-difusion-de-endometriosis

Anexos y Apéndices

Figuras

Figura 1: Se observa en la imagen distintas zonas de los focos endometriosos

https://www.eldiario.es/sociedad/violetas-muestran-endometrial-endometriosis

Uptodate_EDIIMA20160309_0467_18.jpg

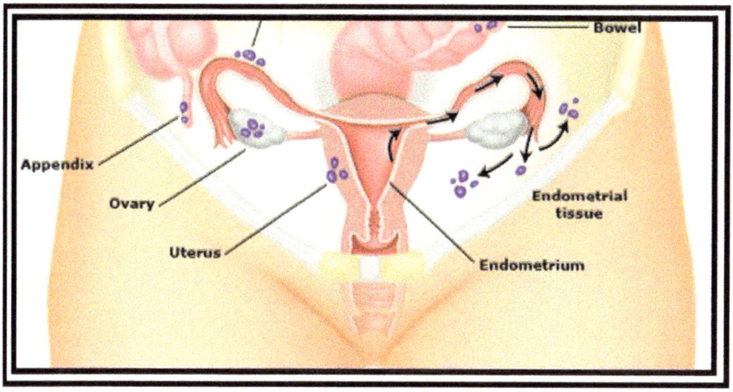

Figura 1-7

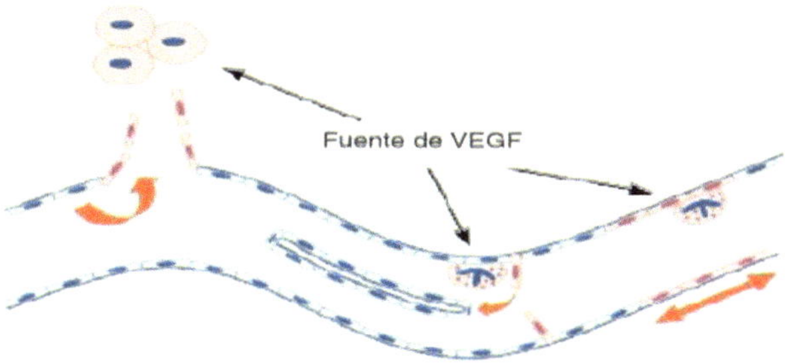

Fig. 1-7. Hipótesis para la angiogénesis endometrial. Los neutrófilos marginales y adherentes proporcionan una fuente intravascular de VEGF que inducirán la angiogénesis por *intussusception* y elongación en contraste a otros tejidos donde la fuente de VEGF para los vasos se produce por "*sprouting*" angiogénesis (Gargett y Rogers, 2001).

Figura 2

Biologia 3 tercer anio iclo basico unificado; Pedro Zarur Unidad E ditorial PLUSULTRA, 2 pag 273

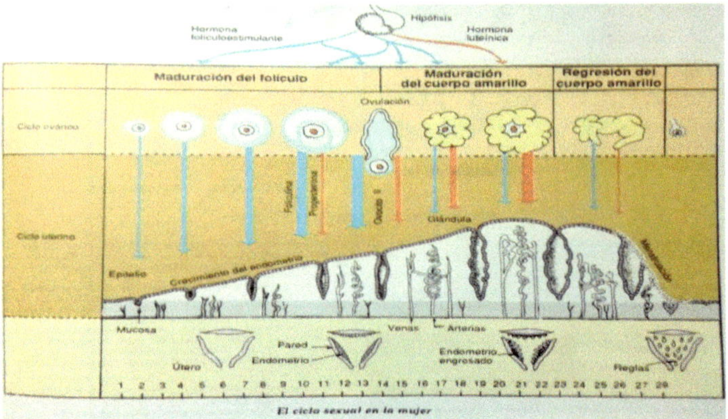

El ciclo sexual en la mujer

Figura 2-a

Biologia 3 tercer anio iclo basico unificado; Pedro Zarur Unidad E ditorial PLUSULTRA, 2 pag 274

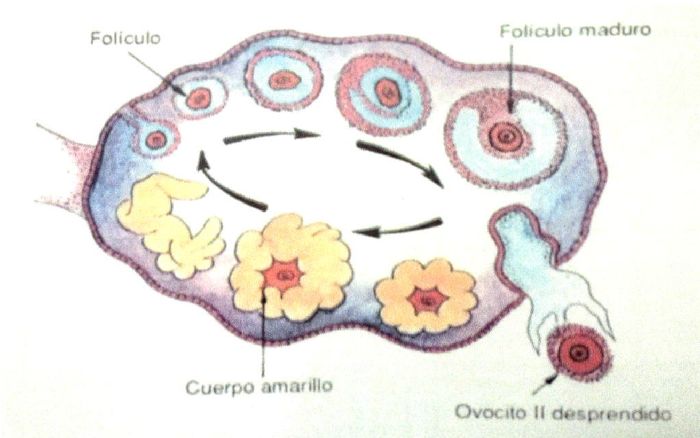

Desprendimiento de un ovocito en la ovulación

Figura 3

Revista SAEGRE - Volumen XIX - Nº 3 - Noviembre de 2012

Prostaglandinas y endometriosis - Dra. Gabriela F. Meresman

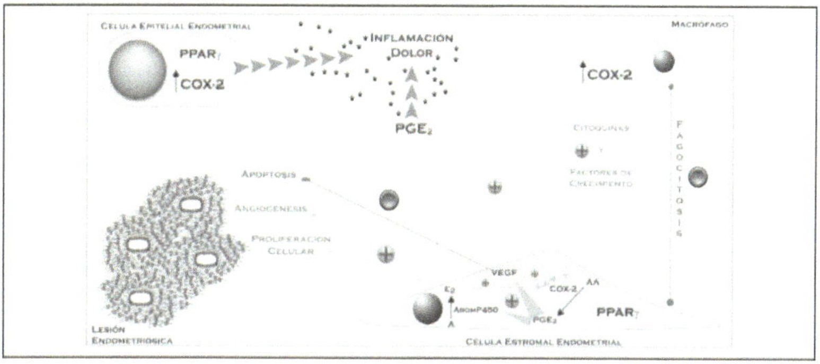

Figura 3. Alteraciones del ambiente peritoneal en endometriosis.
Los macrófagos peritoneales sintetizan y liberan PGE_2 además de citoquinas y factores de crecimiento, como IL-1β y VEGF. Todos estos factores estimulan la expresión y/o actividad de COX-2 produciéndose de esa manera concentraciones aún más altas de PGE_2 en el ambiente peritoneal. La PGE_2 estimula la expresión del factor proangiogénico VEGF y de aromatasa, aumentando la síntesis de E_2 y, en consecuencia, la proliferación celular endometriósica. El resultado de estas interacciones implica niveles de angiogénesis e inflamación aumentados y de apoptosis disminuidos. La PGE_2 también disminuye la capacidad fagocítica de los macrófagos, lo que impide la fagocitosis del tejido endometrial que alcanzó la cavidad peritoneal de forma retrógrada y permite la implantación y proliferación de la lesión endometriósica. A: androstenediona; AA: ácido araquidónico; AromP450: aromatasa P450; COX-2: ciclooxigenasa-2; E_2: estradiol; PGE_2: prostaglandina E_2; VEGF: factor de crecimiento de endotelio vascular; PPARγ: receptor activado por proliferadores de peroxisomas gamma.

Figura 4

https://www.endometrio.net/proliferativo-secretor/

https://www.endometrio.net/wp-content/uploads/2018/03/endometrio.png

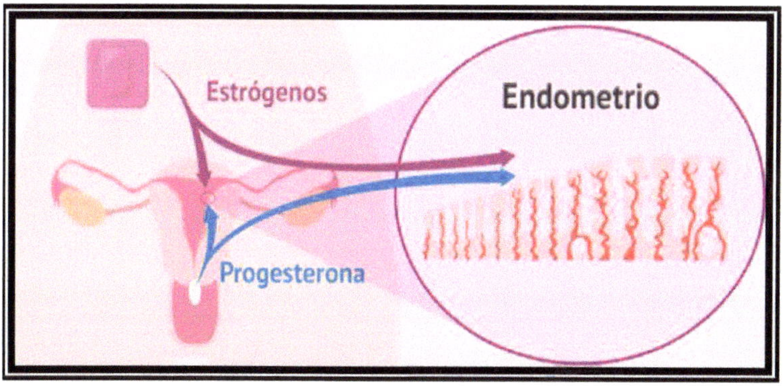

Figura 5

https://www.imferblog.com/wp-content/uploads/2018/03/menstruacion-retrograda.png

https://www.imferblog.com/la-deteccion-precoz-de-la-endometriosis-es-una-necesidad/

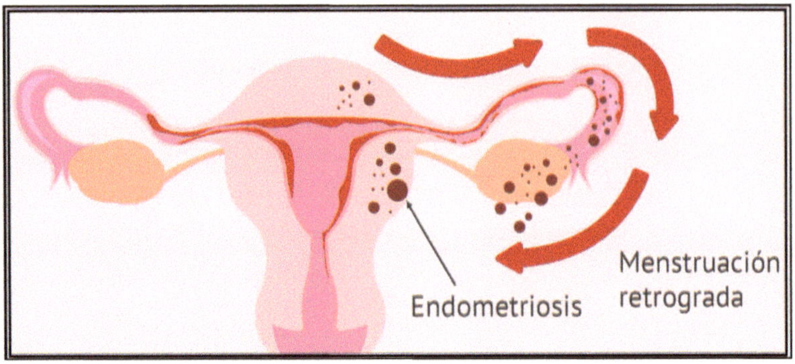

Figura 6

https://laendometriosis.com/wp-content/uploads/laparoscopia-para-diagnosticar-endometriosis-y-eliminar-implantes-endometriales.png

https://laendometriosis.com/diagnostico/

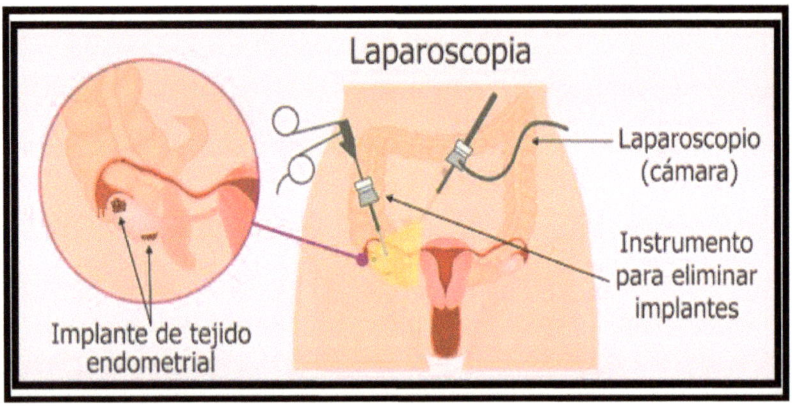

Gráficos

Gráfico 1

Encuesta epidemiológica. *https://drive.google.com/drive/my-drive*, Osmar Parrado (Capital federal y Gran Buenos Aires 2018). Endometriosis desequilibrio hormonal e impacto y problemática social.

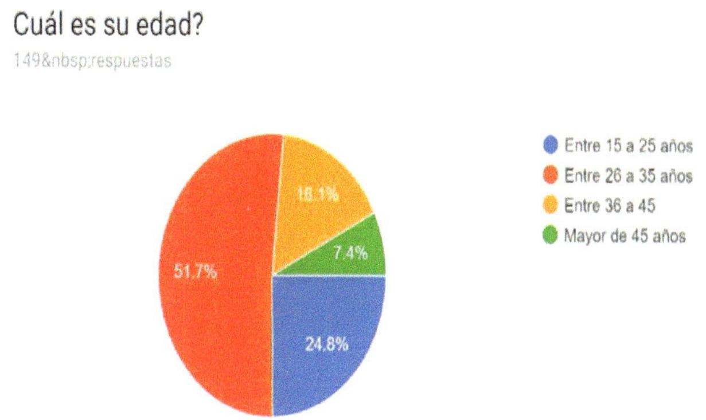

Gráfico 2

Encuesta epidemiológica. *https://drive.google.com/drive/my-drive*, Osmar Parrado (Capital federal y Gran Buenos Aires 2018). Endometriosis desequilibrio hormonal e impacto y problemática social.

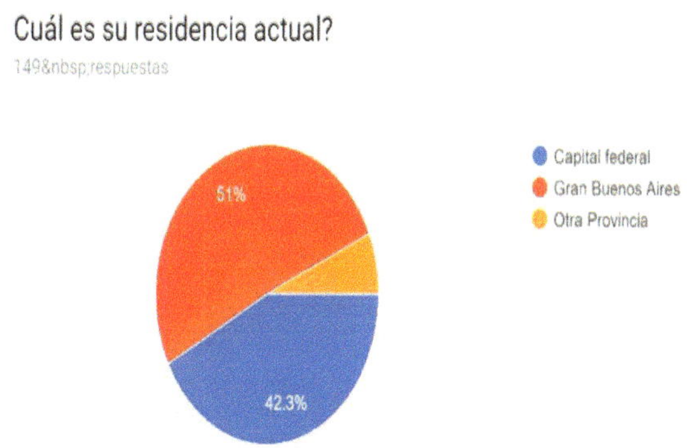

Gráfico 3

Encuesta epidemiológica. *https://drive.google.com/drive/my-drive*, Osmar Parrado (Capital federal y Gran Buenos Aires 2018). Endometriosis desequilibrio hormonal e impacto y problemática social.

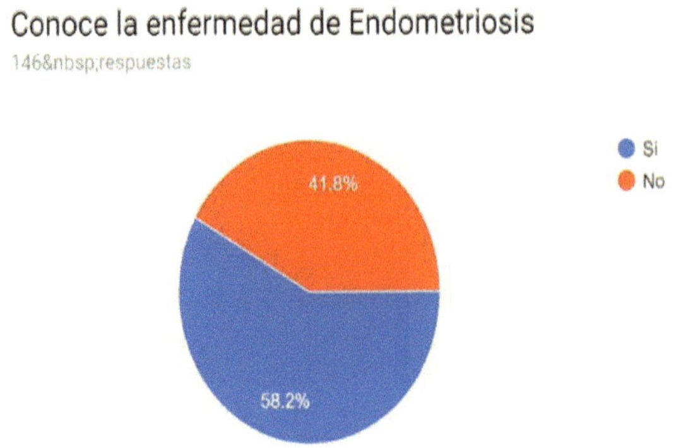

Gráfico 4

Encuesta epidemiológica. *https://drive.google.com/drive/my-drive*, Osmar Parrado (Capital federal y Gran Buenos Aires 2018). Endometriosis desequilibrio hormonal e impacto y problemática social.

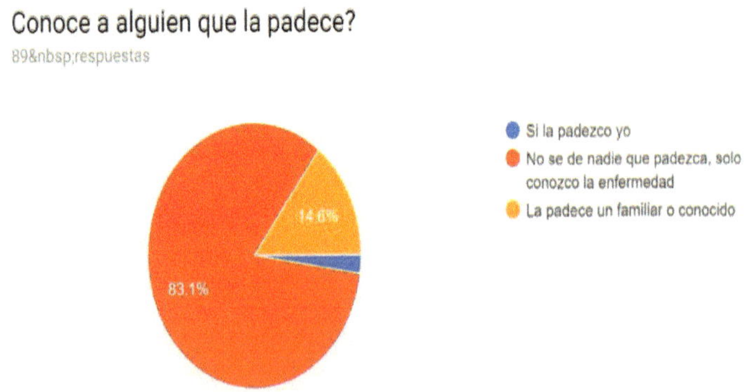

Gráfico 5

Encuesta epidemiológica. *https://drive.google.com/drive/my-drive*, Osmar Parrado (Capital federal y Gran Buenos Aires 2018). Endometriosis desequilibrio hormonal e impacto y problemática social.

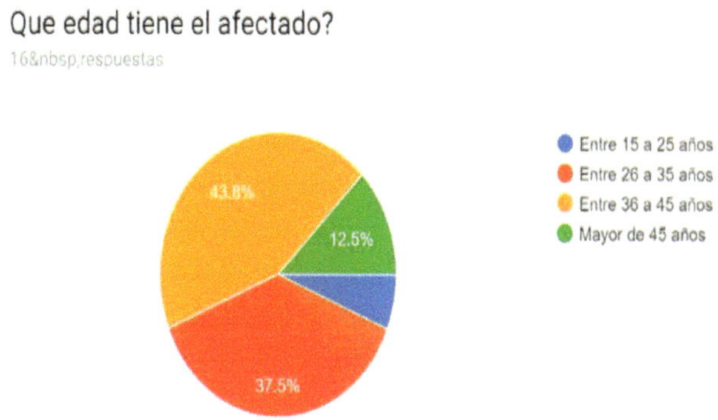

Gráfico 6

Encuesta epidemiológica. *https://drive.google.com/drive/my-drive*, Osmar Parrado (Capital federal y Gran Buenos Aires 2018). Endometriosis desequilibrio hormonal e impacto y problemática social.

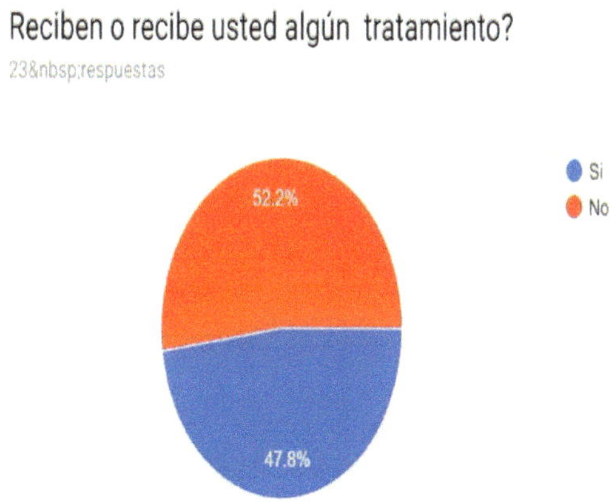

Tablas

Tabla 1

Manual para Técnico Superior de Laboratorio Clínico y Biomédico Editorial Medica Panamericana, F. J. Mérida y E. E. Moreno, Modulo IV Cap. 34 identificación de desarrollo tumoral, pag. 432.

tabla 2 Caracteristicas de los tumores malignos y benignos.

caracteristicas	Benignos	Malignos
Diferenciación	Las células tumorales se asemejan a las células maduras originales	Las células tumorales pueden no asemejarse a las celulas maduras del tejido original
Tasa de crecimiento	Lenta, puede interrumpirse o retroceder.	Rápida, autonoma; generalmente no se interrumpe ni retrocede
Tipo de crecimiento	Se expande y se desplaza	Invade, destruye y reemplaza
Metástasis	No	Sí
Efecto en la salud	Generalmente no ocaciona la muerte	Puede ocacionar la muerte si no se diagnostica y trata

Tabla 2

https://es.slideshare.net/albertososa/eje-tematico-2-epidemiologia

Tabla de doble entrada

		ENFERMEDAD		
		Si	No	Total
EXPUES TOS	Si	a	b	a + b
	No	c	d	c + d
	Total	a+c	b+d	a+b+ c+d

Cuadros

Cuadro55-12

Harper. Bioquímica ilustrada, 29a edición CAPÍTULO 55: Cáncer: una perspectiva general pag. 711

CUADRO 55–12 Algunas moléculas de adhesión celular (CAM) importantes

- Cadherinas
- Superfamilia de la inmunoglobulina (Ig) (CAM Ig)
- Integrinas
- Selectinas

Las CAM pueden ser homofílicas o heterofílicas. Las CAM homofílicas interactúan con moléculas idénticas en células vecinas, mientras que las CAM heterofílicas interactúan con diferentes moléculas. Las cadherinas son homofílicas, las selectinas e integrinas son heterofílicas, y las CAM Ig pueden ser una u otra. Las integrinas se comentan brevemente en el capítulo 52, y las selectinas en el capítulo 47.

Cuadro 55-13

Harper. Bioquímica ilustrada, 29a edición CAPÍTULO 55: Cáncer: una perspectiva general pag. 711

CUADRO 55–13 Algunos puntos importantes respecto a las metástasis

- A menudo se encuentra una transición de células epiteliales-mesenquimatosas en cánceres, lo que permite movimiento aumentado de células en potencia metastásicas.
- La metástasis es relativamente ineficiente (sólo alrededor de 1:10 000 células tumorales puede tener potencial genético para colonizar).
- Las células metastásicas deben evadir diversas células del sistema inmunitario para sobrevivir.
- Están involucrados cambios en las moléculas de superficie celular (p. ej., CAM y otras).
- La actividad de proteinasa aumentada (p. ej., MP-2 y MP-9) facilita la invasión.
- Se ha mostrado la existencia de genes aumentadores y supresores de metástasis.
- Algunas células cancerosas metastatizan de preferencia hacia órganos específicos.
- Pueden detectarse "firmas" de gen del cual dependen metástasis mediante análisis de microarreglo de gen; pueden tener valor pronóstico.

Abreviaturas: CAM, molécula de adhesión celular; MP, metaloproteinasa.

Diagrama

Diagrama1

https://www.clinicadefertilidadqueretaro.com/wp-content/uploads/2016/06/Diagn%C3%B3stico-Endometriosis.jpg

https://www.clinicadefertilidadqueretaro.com/endometriosis/

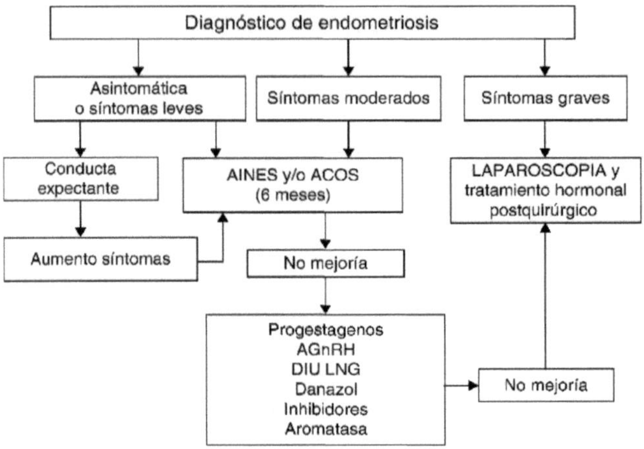

Bibliografía

1. http://www.saendometriosis.com.ar/saendometriosis_endometriosis.html

2. Biologia 3 tercer anio iclo basico unificado; Pedro Zarur Unidad E ditorial PLUSULTRA, 2 pag 272-274

3. Medicina de laboratorio fundamentos y aplicaciones en diagnósticos Antonozzi y Gulletta. Editorial; Médica Panamericana Cap. 14 pag. 352

4. Medicina de laboratorio fundamentos y aplicaciones en diagnósticos Antonozzi y Gulletta. Editorial; Médica Panamericana Cap. 14 pag. 353

5. http://www.saendometriosis.com.ar/saendometriosis_teorias.html

6. Sampson JA. Peritoneal endometriosis due to menstrual dissemination of endometrial tissue into the peritoneal cavity. Am J Obstet Gynecol. 1927;14:422-469.

7. Augoulea A, Alexandrou A, Creatsa M, Vrachnis N, Lambrinoudaki I. Pathogenesis of endometriosis: the role of genetics, inflammation and oxidative stress. Arch Gynecol Obstet. 2012;286:99-103.

8. Hilaris GE, Payne CK, Osias J, Cannon W, Nezhat CR. Synchronous rectovaginal, urinary bladder, and pulmonary endometriosis. JSLS. 2005;9:78-82.

9. https://www.google.com.ar/url?sa=t&source=web&rct=j&url=http://www.hvn.es/servicios_asistenciales/ginecologia_y_obstetricia/ficheros/actividad_docente_e_investigadora/curso_de_actualizacion_en_obstetricia_y_ginecologia/curso_2015/ginecologia/3_tratamiento_del_dolor_en_endometriosis.pdf&ved=2ahUKEwj-o-737dLeAhXEE5AKHTksCKwQFjACegQICBAB&usg=AOvVaw02pv6mnuFCdgF3dIllpUWy

10. http://www.saendometriosis.com.ar/saendometriosis_sintomas.html

11. http://www.saendometriosis.com.ar/saendometriosis_diagnostico.html

12. Davis L, Kennedy SS, Moore J, Pren-4. tice A. Anticonceptivos orales combi-nados modernos para el dolor asociado a la endometriosis (Cochrane review) In: La Biblioteca Cochrane Plus, Issue 3,. CD001019

13. Abou-Setta AM, AI-Inany HG, Farquhar 1. CM. Dispositivo intrauterino de liber-ación de levonorgestrel (DIU-LNG) para la endometriosis sintomática después de la cirugía (Cochrane review) In: La Biblioteca Cochrane Plus, Issue 3, CD005072

14. Selak V, Farquhar C, Prentice A, Singla 15. A. Danazol para el dolor pélvico asocia-do a la endometriosis (Cochrane review) In: La Biblioteca Cochrane Plus, Issue 3, CD000068

15. http://www.ayudamedica.net/cuales-son-los-beneficios-de-los-frutos-rojos/

16. Fremont, Lucie (January 2000). «Biological Effects of Resveratrol». Life Sciences 66: 663-673. PMID 10680575. doi:10.1016/S0024-3205(99)00410-5. Consultado el 6 de junio de 2014.

17. Epigallocatechin-3-gallate induces cell apoptosis of human chondrosarcoma cells through apoptosis signal-regulating kinase 1 pathway Yang WH, Fong YC, Lee CY, Jin TR, Tzen JT, Li TM, Tang CH. J Cell Biochem. 2011 Feb 16. doi: 10.1002/jcb.23072. [Epub ahead of print]. (https://blog.terapiametabolica.com/egcg)

18. Tratamiento de varios tipos de cáncer con AE de fresas/frutillas y frambuesas en un cercano futuro: (Solicitud de patente 20050136141 del 23 de junio de 2005, USPTO, Prof. Gary Stoner, Ohio State University).

19. https://premioseikon.com/sociedad-argentina-de-endometriosis-y-organon-conocer-para-prevenir-y-curar-campana-de-difusion-de-endometriosis/

20. Gargett CE & Rogers, PAW. Human endometrial angiogenesis. Reproduction 2001;121; 181186.

CON GRIN SUS CONOCIMIENTOS VALEN MAS

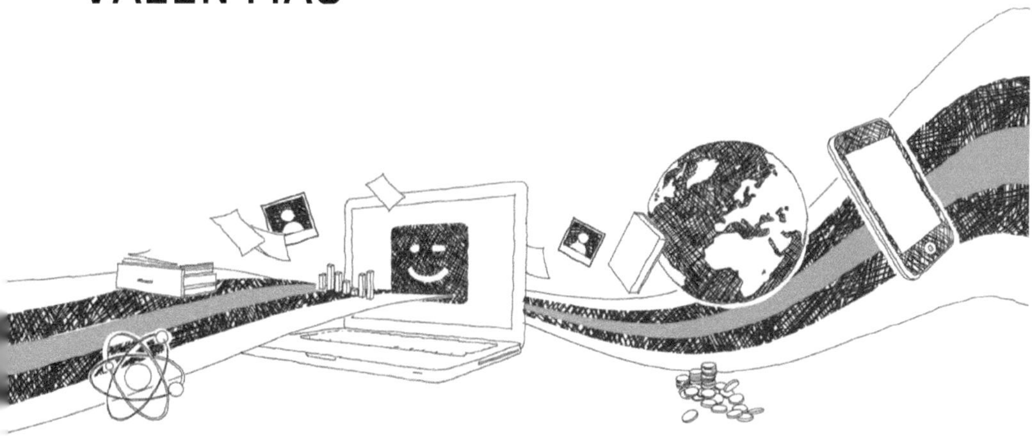

- Publicamos su trabajo académico, tesis y tesina

- Su propio eBook y libro - en todos los comercios importantes del mundo

- Cada venta le sale rentable

Ahora suba en www.GRIN.com
y publique gratis

GRIN